Bir Kadının Doğumdaki Temel İhtiyaçları

"Bir Kadının Doğumdaki Temel İhtiyaçları'nda Ruth Ehrhardt, Michel Odent'in doğum felsefesinin ve yönteminin iyi yazılmış net bir tanımını yapmıştır. Bu kitap, anneler ve bebekleri için bilinçli ve anlamlı doğumların nasıl yaratılacağına dair düşünceli bir bakış açısı sunmaktadır ve daha şefkatli bir bakımı özendireceğini umuyorum. Her kadın doğuma girmeden önce mutlaka okumalı ve sonrasında kendi kopyasını hastane çalışanları ile (bütün anneliği destekleyici kişilerle) paylaşmalıdır, ve de tam tersi."

Robyn Sheldon - The Mama Bamba Way'in yazarı

"Bir mücevher, çok değerli olanından. Mükemmellik. Bütün kadınlar ve erkekler okumalı ve içine çekmelidir."

Liliana Lammers - doula ve Paramana doula kursu kolaylaştırıcısı

"Ruth Ehrhardt, sen doğumla ilgili en büyük bilgeliği kısa ve güçlü bir okumada birleştirmişsin. Keşke kendi doğumlarımdan önce bunun gibi bir şeyim olsaydı! Bunu 5 bebeğim olduktan sonra okudum, yine de doğum süreciyle ilgili, diğer bütün okuduklarımda kaçırdığım bazı yeni şeyleri senin basit ve güçlü sunumun sayesinde. öğrendim "

Becky Hastings, beş çocuk annesi

"Brezilya'daki doğal doğum ve evde doğum hareketleri içersinde yer alan biri olarak, kitapçığının doğum yapan bir kadın ile ilgili okuduğum en yararlı şey olduğunu söyleyebilirim."

Vanessa Schultz, iki çocuk annesi (üçüncüyü bekliyor)

BIR KADININ DOĞUMDAKI TEMEL İHTIYAÇLARI

◦❀◦

RUTH EHRHARDT

True Midwifery

(Doğru Ebelik)

Doğru Ebelik

Doğru Ebelik'ten Ruth Ehrhardt tarafından yayınlanmıştır.

P O Box 44070 Scarborough, 7975, Western Cape, Güney Afrika

www.truemidwifery.com

İlk olarak Güney Afrika'da, 2011'de yayınlanmıştır.

Bu kitap, lisanslı bir pratisyen hekimin tıbbi tavsiyelerinin yerine geçmek için tasarlanmamıştır. Okuyucu, kendi sağlığıyla ilgili herhangi bir konuda kendi sağlık görevlisine danışmalıdır.

Kitap Ruth Ehrhardt tarafından tasarlanmıştır.

Kapak resmi travelerscat'e aittir Güney Afrika'da basılmıştır.
Bu kitabın katalog kaydına Güney Afrika Ulusal Kütüphanesi'nde ulaşılabilir.

ISBN: 978-0-244-50926 -2

Bir kadın doğurduğunda, sadece bir bebek doğmaz, bir de anne doğar. Ona nasıl davrandığımız, nasıl hissettiğini etkileyecektir, bir anne olarak
ve bir ebeveyn olarak
Nazik olun. Kibar olun. Dinleyin.

Oradaki bütün kadınlara, doğumlarınız güzel olsun.

ÖNSÖZ

Doğumun fizyolojisiyle ve doğuran kadınların temel ihtiyaçlarıyla ilgili iki önemli basılmış belge var. Birincisi, binlerce yıl önce yazılmış kocaman bir kitap. Bu çok satan kitabın en baştaki sayfalarında, bilgi ağacının meyvesinden tüketmek (bunu çok fazla bilmek ya da güçlü bir neokorteks geliştirmiş olmak olarak düşünün) ile insan doğumunun zorlukları arasında bağlantı öneren bazı satırlar var. Bu kitabın sonunda, görevi sevgiyi yaymak olan efsanevi bir adamın doğumunu okuyabiliriz. Annesi insan engelini aşmak için bir taktik bulmuş: alçak gönüllülükle insan olmayan memelilerin arasında doğurmuş, bir ahırda.

İkinci belge, büyüklük açısından ilkinin tam zıttı. Ruth Ehrhardt'tan bir kitapçık. Bu kadar az sayfada neyin önemli olduğunu bir araya getirmek bir başarı. Umarım, beş kıtada, bütün hamile kadınlar, ebeler, doulalar, doktorlar v.b. bu şaheserin içindekileri benimsemek için zaman ayırırlar: bu, doğum yapmanın tarihinde ve bununla beraber insanlığın tarihinde bir dönüm noktası olacaktır.

- Michel Odent

GİRİŞ

∽

Bu kitap Dr. Michel Odent'in çalışmalarından esinlenmiştir.

Dr. Odent, tıbbi kariyerine bir cerrah olarak başladı ve Paris'in dışına Pithiviers'te bir hastaneden sorumlu olması için göreve getirildiğinde doğumlarda görev almaya başladı. Kısa sürede hastanelerin doğum yapan kadınlara uygun olmadığını farketti. Fazla aydınlık, steril ve rahatsızdılar ve mahremiyet yoktu. Alçak yatakları (doğuran bir kadın için tırmanması ve inmesi daha kolay), loş ışığı, evdekine benzer güzel odaları ve en sonunda acıyı hafifletmeye yarayan suyu bir hastane ortamına getiren ilk kişiydi.

Pithiviers'teki hastane o kadar başarılıydı ki birçok insan bebeklerini doğurmak için özellikle buraya geliyordu. Dr. Odent 1962'den 1985'e kadar oradaydı. Altı ebeyle çalışıyordu ve yılda yaklaşık 1000 doğum görüyordu. Hastanenin doğum bölümünün istatikleri mükemmeldi ve müdahale oranı düşüktü.

Sonunda Londra'ya taşındı ve burda evde doğum ebesi oldu. Yine, buradaki deneyimi sayesinde birçok ilginç gözlem yapma şansı oldu.

Daha sonra Temel Sağlık Araştırma Merkezi'ni kurdu. (www.primalhealthresearch.com)

Son 12 yıldır Lilliana Lammers adında bir doula ile çalışıyor. Birlikte Londra'da Paramana Doula kursunu işletiyorlar.

Lilliana doğum sırasında çok az şey yapmak konusunda aşırı güçlü olan, sessiz ve mütevazı bir kadın. Sadece orada olarak bir alan oluşturabilen, sessiz güçlü kabiliyete sahip. Bir kadının doğumda çok güvende hissetmesini sağlamaktan sorumludur.

Hastane ve ev ortamında doğumlara katıldığı yıllar boyunca (yarım asırdan fazla, yaklaşık 15 bin doğum) Dr. Odent, doğum yapan kadının sessiz, müdahalesiz ve rahatsız etmeyen bir ebe ile yalnız kalmaktan başka bir şeye ihtiyacı olmadığı sonucuna varmıştır.

Bu küçük kitapçık, Aralık 2010'da Michel Odent ve Lilliana Lammer'ın kursuna katılmamla ve Michel'in kitaplarını okuyarak öğrendiklerimin, ve hamile ve doğuran kadınlarla olan çalışmalarımın ve deneyimlerimin bir özetidir.

Umarım sizin için faydalı olabilir. Ruth Ehrhardt

Red Hill

Cape Town South Africa 2011

BIR KADIN HAMILEYKEN

⚜

Bir kadın hamileyken çok hassastır. İçinde büyüyen bir bebek var ve vücudu değişmektedir. Gücünün ve enerjisinin çoğu yeni bir insan yaratımındaki yapı taşlarının oluşumu için kullanılmakta olduğundan yorgun hissedebilir, midesi bulanabilir, ve yemeklere karşı daha hassas olabilir. Sık sık garip ve farklı hissedecektir.

Bedenindeki duyguları ve hayatıyla ilgili duyguları da bu yeni değişimden etkilenecektir. Bu nedenle, etrafındakilerin onu ve nasıl hissettiğini umursadığını hissetmek ihtiyacındadır.

Etrafında onu dinleyecek insanlara ihtiyaç duyar, özellikle hamileliği, yaklaşan doğumu ve yeni bir bebek sahibi olmak ile ilgili nasıl hissettiğini dinleyecek insanlara. Hamile bir kadın için orada olmanız, hayatında karşılaştığı herhangi bir sorunu dinlemek anlamına gelebilir, ya da ona güzel bi yemek getirmek, ya da onun için bulaşıkları yıkamak anlamına da gelebilir. Vücudu,bu dünyaya getireceği yeni bebeği büyütmek için çok çalışmaktadır.

Kadının bu dönemde sağlıklı ve güçlü olabilmesi için, arkadaşlarının, ailesinin ve çevresinin yardımına ihtiyacı vardır.

Hamile bir kadının iyi ve sağlıklı yemeklere ve yorulduğunda dinlenmeye ihtiyacı vardır. Hamile bir kadının eğlenmeye ihtiyacı vardır. Bir bebek büyütmektedir fakat bu eğlenmek istemiyor anlamına gelmez! Bir hamile kadın kendi kendine ne kadar zevk alırsa o kadar çok iyi duygu bebeğine de geçer. Bebekler annelerinin hissettiklerini hissedebilirler. Eğer bir anne üzgün veya kızgın ise bebek bunu hisseder. Eğer anne mutlu ve sevildiğini hissederse bebek de mutlu ve sevildiğini hissedecektir.

Hamile bir kadın birçok şekilde kendini eğlendirebilir. Şarkı söyleyebilir, dans edebilir, kitap okuyabilir, film seyredebilir veya arkadaşlarıyla olabilir. Sahilde bir yürüyüşe çıkabilir. Ayrıca diğer hamile kadınlarla birlikte olmak, bebekleri olan kadınlarla birlikte olmak, ve kendi doğumuyla ilgili veya anne olmakla ilgili anlatacak güzel hikayeleri olan kadınlarla birlikte olmak da eğlenceli olabilir.

Kelimelerimizin hamile bir kadında güçlü bir etkisi olabileceğine fark etmemiz önemlidir. Hamileliğin, doğumun ve ebeveynliğin çiçekli bir resmini çizmek zorunda olmadığımız gibi, zorlukların (bulantı, mide yanması, şişmiş bilekler ve yorgunluk) üstünde durmanın da verimli olmayacağının farkında olabiliriz. Doğumun neşesini ve güzelliğini hatırlamalı ve bundan ona bahsetmeliyiz.

En küçük bir şeyin bile hamile bir kadını endişelendirebileceğini hatırlamalıyız. Sağlık personeli bazen kullandıkları kelimelerinin ne kadar güçlü olduğunu ve kelimelerinin bebek bekleyen kadının duygularını nasıl etkilediğini fark etmiyor. Birçok kadın doğum öncesi randevularından kendisinin ya da bebeğinin sağlığı hakkında endişe hissederek ayrılıyor. Yolunda gitmeyen bir şey var gibi ve sıklıkla suçluluk hissediyorlar. Sağlık personeli[1] bir kadına, bebeğinin çok büyük olabileceğini düşündüklerini, kadının çok fazla ya da çok az amniyotik sıvısının olduğunu, ya da kan basıncının çok yüksek olduğunu, veya idrarında şeker olduğunu söylemeden önce bunu hatırlamalılar. Gerçek ve mevcut bir tehlike olmadığı sürece hamile kadını ve onun ailesini gereksiz yere endişelendirmemeliler.

Hamilelik sırasındaki endişe zarar verebilir ve durumu zorlaştırabilir.

---

[1] Burada hasta bakıcı olarak çevrilen 'caregivers' kelimesi anneye sağlık hizmeti sağlayan kişileri ifade etmektedir. Doktor, hemşire veya ebe olabilir.

KADIN DOĞURURKEN

Doğuma girmek uykuya dalmak gibidir...

～⁓～

Doğum var olmanın farklı bir durumudur, uyku ile birçok benzerlik taşıyan bir durum. İlk olarak iki durum da zorla başlatılamaz. Sadece olurlar! Bazen en az beklenen anda. Uykuya daldığımız ana karar veremeyiz, onu kontrol edemeyiz. "Doğuma daldığımız" ana da karar veremeyiz ve onu kontrol edemeyiz. Fakat ikisini de, kolayca gerçekleşecek ve etkili olacakken zorlaştırabiliriz.

Doğum uyku gibidir çünkü "uykuya dalmak" ve "doğuma dalmak" için aynı koşullara ihtiyaç duyarız. Güvende, sıcak ve rahatlamış hissetmemiz gerekir. Rahat hissettiğimiz bir yerde olmamız, ve baskıdan, endişeden ve korkudan arınmış olmamız gerekir.

Oksitosin

Bir Kadın doğururken oksitosin denen bir hormon salgılar. Oksitosin doğum sırasında rahmin kasılmasını sağlayan hormondur.

Aynı zamanda **sevgi** hormonudur.

Oksitosin, bir yemekten zevk aldığımızda ya da iyi hissettiren bir sohbet sırasında salgıladığımız hormondur. Sevişirken ve orgazm olurken salgıladığımız hormondur. Aşık olduğumuzu hissettiren hormondur, ve bir anne emzirirken sütün salgılanmasını sağlayan hormondur.

Bebeği dünyaya getiren şeyin *sevgi* hormonu olması muhteşem değil mi?

Hastanelerde kadınlara sıklıkla sentetik oksitosin verilir. Pitocin veya Syntocinon gibi farklı isimleri vardır. Sentetik oksitosin kadının rahminin kasılması için verilir, ve bebeği doğurmaya yardımcı olabilir. Fakat bu sentetik oksitosin sevgi hormonu değildir. Bu, annenin vücudundan doğal olarak salgılanan oksitosin gibi değildir. Sentetik oksitosin sadece rahmin kasılmasına ve bebeği dışarıya itmeye yarayan bir hormondur. Doğal oksitosinin etkileri ve işlevi hakkında daha fazla bilmek önemlidir, çünkü doğuran kadın sentetik oksitosin etkisi altındayken doğal oksitosin salgılama yeteneği azalır.

Sentetik oksitosin nasıl kullanılır?

Sentetik oksitosin doğumu başlatmak/**tetiklemek** için (bu doğumu yapay yollarla başlatmak anlamına gelir) veya doğumu **hızlandırmak** için kullanılır (bu durmuş ya da yavaşlamış bir doğumun hızını artırmak anlamına gelir). Sentetik oksitosin ayrıca plasentanın çıkmasıyla gerçekleşen **doğumun üçüncü evresinin aktif yönetimi** için de kullanılır, (anneye bir oksitosin iğnesi yapılarak plasentanın hızlı bir şekilde dışarı çıkması sağlanır). Ayrıca eğer annenin **doğum sonrası kanaması** varsa annenin kanamasını durdurmak için kullanılır (annenin rahimi doğumdan sonra kasılmazsa ve ağır bir kanaması olursa).

Tetikleme

Bugünlerde bir kadının doğumunun başlatılması için tetiklenmesi çok yaygın. Bunun için ona birçok neden verilebilir: verilen doğum gününün geçmiş olması, ya da doktoru bebeğin çok büyük olmasından endişe ediyor olabilir, veya kadının ya da bebeğinin hasta olduğunu söyleyebilir.

Hızlandırma

Bir Kadın doğururken, hastaneye gittiğinde doğumun yavaşlaması ya da durması yaygındır. Doğumun bu ani yavaşlaması için birçok sebep olabilir: ışıklar çok fazla parlaktır, vajina muayenesi yapılmıştır, odaya bir yabancı girmiştir, izlendiğini hissetmektedir ya da içine kapanmıştır, aceleye getirilmiş, soğuk ya da korkmuş hissetmektedir.

Genellikle, eğer doğum belli bir süre sonra tekrar başlamazsa doğumun yeniden başlaması için sentetik oksitosin verilir. Bu doğum artık sevgi hormonuyla olan doğal doğumdan çok farklıdır. Bu yeni doğum artık doğal sevgi hormonunun davranışsal etkileri olmadan rahmin kasılmasını sağlayan sentetik oksitosin tarafından yönetilmektedir..

Bebek, doğmaya hazır olduğunda annenin vücuduna hazır olduğunu söyleyen mesajlar gönderir.

Böylece annenin vücudu yavaş yavaş, sevgi/aşk hormonunu oksitosini salgılayarak doğumu başlatabilir.

Anne ve bebek, bebeği dünyaya getirmek için beraber çalışırlar.

OKSITOSIN NASIL ÇALIŞIR?

Oksitosin utangaç bir hormondur...

❦

Oksitosinin salgılanmadan önce rahat hissetmesi gerekir. Sevgi hormonu olduğundan bu anlamlıdır. Aşık veya sevgi hissettiğimizde güvende hissederiz. Sevgi tehlikede olduğumuzda kolaylıkla hissedeceğimiz bir şey değildir.

Oksitosin zor beğenen bir hormondur. Bu hormonun sahneye çıkmayı istemesi için her şeyin tam olarak doğru olması gerekir. Ortam ne kadar rahat ve doğum yapan kadın ne kadar gevşemiş ise kadının vücudundaki oksitosin de daha rahat salgılanacaktır.

Güvenlik hissi

Doğum yapan kadının güvende ve emniyette hissetmesi gerekir. Memeliler doğum yapmak için güvenli bir yer bulurlar. Muhteşem bir örnek; dişi fillerin doğum yapan anne filin etrafında ona arkaları dönük bir şekilde bir çember oluşturmalarıdır.

Eğer doğum yapan bir memeli tehdit altında hissederse, tekrar güvenli bir yer bulana kadar doğum duracaktır. İnsanlar fizyolojik olarak çok farklı değiller. Biz de sonuçta memeliyiz.

Birçok kadın en güvenli seçenekleri bu olduğunu sandıkları için hastanede doğum yapmayı seçerlerken, hastaneye vardıklarında vücutlarının, bu ortamda güvende hissetmediklerini gösterecek şekilde hareket ettiğini gözlemleyebiliriz. Parlak ışıklar, konuşmalar, kağıt imzalamaları, sorular, yabancılarla muhatap olma, tıklayan saat, soğuk steril odalar, yüksek yataklar, mahremiyet eksikliği, çocuk kalp monitörleri... bütün bunlar güvensiz olma hissine katkıda bulunur. Bu oksitosinin, bu çekingen hormonun, kendini göstermesini zorlaştırabilir. Bu durumda daha uzun ve daha zor bir doğum beklenebilir.

Diğer memeliler doğuma nasıl hazırlanır? Sessiz ve karanlık, herkesten uzak, güvende ve emniyette hissettikleri ve rahatsız edilmeyeceklerini bildikleri herhangi bir yer bulurlar.

Hamileliğinin sonunda bir kadın da çoğunlukla aynıdır. Hamileliğinin sonunda bir kadın doğuma hazırlık olarak telaş içinde evini temizlediğinde 'yuva yapma' içgüdüsü ile ilgili şaka yaparız. Bazı kadınlar, perdeler tamamen doğru bir şekilde asılmadan ya da yer ovalanmadan veya bütün işler halledilmeden rahatlayamazlar. Bunları yapmak onlar için bebeklerini kucağa almadan önce hazır hissetmelerini mümkün kılar.

Düşünen beyinin kapanması gerekir

Çekingen oksitosinin etkisini göstermesi için en önemli unsurlardan biri düşünen beynin kapanmasının gerekliliğidir. Doğum yapan kadının düşünen beyninin (**neo-korteks** denir) uyarılmış olmadığından emin olmamız gerekir.

Doğum sırasında doğum yapan kadınla mantıklı şeyler konuşarak neo-korteks'i uyarırız, mesela kaç santimetre açıldığını söyleyerek, ya da suyunun ne zaman geldiğini hatırlamasını isteyerek. Bunun gibi gözlemler ve sorularla onun neo-korteks'ini uyarırız ve sonuç olarak onun oksitosin salınımını yavaşlatırız.

Bir kadın yavaşça doğumuna dalabilmeli (uykuya dalmak gibi) ve dış dünya tarafından 'uyandırılmamalıdır'. Eğer kadına neo-korteks'ini kapatabilmesi için alan verilirse oksitosin de kendi işini yapabilecektir.

Gözlemci yok

İzlendiğini hissetmek de neo-korteks'i uyarır, yani annenin izlendiğini hissetmemesi önemlidir. Gözlemciler ve gerkesiz insanlar anneye izlendiğini hissettirir. Kameralar da ayrıca doğumu yavaşlatır çünkü annenin izlendiğini hissettirir ve bu onu "uyandıracaktır".

Karanlık

Doğum yapan kadının etrafında parlak ışık olmaması önemlidir. Çekilmiş perdeler, mumlar ve diğer loş ışıklandırma düşünen beyni bastırmaya ve oksitosinin uyarılmasına yardımcı olur.

Sıcaklık

Doğum yapan kadının sıcak olması gerekir. Bir ateş, veya ısıtıcı ya da sıcak su vücudunun ve neo korteks'inin rahatlamasına yardımcı olur. Aslında doğru zamanda (aktif doğum sırasında) ılık suya girmesi kadını öyle rahatlatabilir ki rahim ağzı tamamen açılacaktır.

Oksitosin adrenalin karşıtlığı

Adrenalin oksitosinin salınmasını engeller. Adrenalin, korkmuş, endişeli, stresli veya soğuk hissettiğimizde ürettiğimiz bir hormondur. 'Kaç ya da Savaş' hormonu olarak bilinir. Adrenalin oksitosini baskılar. Doğumu tamamen durdurabilir ya da doğumun daha uzun ve acılı hale getirebilir.

Doğumda bulunacak olan herkes kendi adrenalin seviyesinin tamamen farkında olmalıdır. Bunun sebebi adrenalin bulaşıcıdır, yani bu demek oluyor ki endişeli, korkmuş ya da gergin hissediyorsan, odadaki diğer herkes bir süre sonra aynı şekilde hissetmeye başlayacaktır. Bir doğumdaysan ve gergin ya da heyecanlı veya korkmuş hissediyorsan kendini sakinleştirmeye çalış. Eğer yapamıyorsan daha iyi hissedene kadar odadan ayrılman anneye daha iyi hizmet edebilir.

Etrafına bak ve odadaki diğer insanların nasıl davrandığını gör. Eğer birinin rahatsız olduğunu görebiliyorsan, kibarca bu kişiye bir mola vermesinin ve belki odadan ayrılmasının veya bir yürüyüşe çıkmasının ya da biraz uyumasının sorun olmayacağını belirtebilirsin. Bu kibarca ve agresif olmayan bir şekilde yapılmalıdır çünkü sinirlenirsen ya da başka birini sinirlendirirsen daha çok adrenalin yaratırsın.

Bazen insanlar doğuma bir ara verebilecekleri söylendiğinde rahatlar. Doğum çok yoğun bir deneyimdir ve çok fazla gelebilir.

BIR KADININ DOĞUMDAKI TEMEL İHTIYAÇLARI ŞUNLARDIR:

- Güvende hissetmek
- Düşünen beyni (neo korteks) kapalı tutmak
- Sessizlik
- Karanlık ya da loş ışık
- Sıcaklık
- İzlendiğini hissetmemek
- Adrenalinin olmaması

BASIT BIR DOĞUM PLANI

❦

(yer girin)

Doğum eşleri

1. Kocam / eşim

2. Doulam

<u>Doğum boyunca herhangi bir sorunuz olursa lütfen bana değil,
doulama ya da kocama sorun.</u>

Bebeğin ve benim gözlenmemiz:

- Vajinal kontrole gerçekten gerek varsa, ne kadar açıldığım ve
  bebeğin pozisyonu ile ilgili detayları lütfen benimle
  paylaşmayın.

- Bebeğin kalp atışlarını mümkün olduğunca az dinleyin,
  doğumumu rahatsız edebilir.

- Eğer bebeğin kalp atışını dinlemek gerekliyse, lütfen izin
  istemeden yapın, böylece benim size cevap vermek için
  düşünmem gerekmesin.

- Lütfen bana ağrı kesici teklif etmeyin. Eğer ihtiyacım olursa
  ben kendim isterim.

<u>Doğumun 2. ve 3. Evreleri;</u>

- Doğumun hemen ardından bir saat rahatsız edilmeden
  bebeğimle ten tene temas istiyorum.

- Lütfen kordonu bebeğimin doğumundan bir saat geçene kadar
  kesmeyin/sıkıştırmayın.

- Doğum süreci normal giderse üçüncü evrenin fizyolojik

gerçekleşmesini istiyorum.

<u>Doğumdan sonra:</u>

- K vitamini? (siz karar verin) üç seçenek var: iğneyle, ağızdan ya da bebeğim için K vitamini verilmeyecek.

DOĞUM GÖREVLISI

Mükemmel bir doğum görevlisi sessiz, dikkat çekmeyen bir ebedir...

∞

İdeal bir doğum görevlisi, tercihen kendisi de anne olan, doğuma olumlu yaklaşan biri olmalıdır. Kendisi de olumlu bir doğum deneyimi yaşamış olmalı.

Doğum yapan kadını güvende hissettirmek için ordadır. Bir güvenlik hissi sağlar.

Doğumu normal olarak görür ve oksitosinin salınması için gereken çevresel etkenlerin nasıl olması gerektiğini anlar.

Konuşmanın ve sorular sormanın, doğumdaki kadının neo-korteks'ini uyaracağını bilir. Bu yüzden konuşmayı minimumda tutar ve doğuran kadın adına mümkün olduğunca çok soruyu cevaplamaya çalışır. Bu şekilde anne doğumundan 'uyandırılmak' zorunda kalmaz.

İdeal doğum görevlisi parlak ışıkların neo-korteks'i uyardığını bilir ve bu yüzden ışıkların loş ya da kapalı olduğundan veya perdelerin gün boyunca çekilmiş olduğundan emin olur.

İdeal doğum görevlisi annenin rahatlamaya ve oksitosinin salgılanması ve akması için sıcak tutulmaya ihtiyacı olduğunu bilir. Odanın yeteri kadar ısıtıldığından emin olur ve ılık bir duş veya banyonun ağrı kesici olarak çok iyi iş göreceğini bilir.

İdeal doğum görevlisi doğuran annenin kısıtlanmamış hissetmesi gerektiğini ve gözetleniyormuş gibi hissetmemesi gerektiğini bilir. Doğum görevlisi gözlerini başka tarafa çevrili tutar. Ayrıca fotoğraf makineleri ve kameraların anneyi gözetleniyormuş gibi hissettireceğini ve doğumu yavaşlatabileceğini bilir.

İdeal doğum görevlisi kendi adrenalin seviyesini düşük tutar - kendisinin doğum yapan anne ve diğer kişiler üzerindeki etkisinin çok farkındadır.

İdeal doğum görevlisi anne ve bebeğin ana karakterleri oluşturduğu doğumun kendi doğal akışıyla ilerleyeceğine güvenir.

Bütün bunların üstünde, ideal doğum görevlisi güvenlik hissi sağlar. Doğum ortamını korur ve annenin güvende hissetmesini sağlar.

İdeal doğum görevlisi sadece kendi varlığıyla bir güvenlik hissi getirecektir.

FETÜSÜ ÇIKARTMA REFLEKSI

Kişi istemsiz bir sürece yardımda bulunamaz, asıl
mesele sürece müdahale etmemektir.

ᴄ✍ᴏ

Eğer doğum yapan annenin doğumun ilk evreleri sırasında temel ihtiyaçları karşılandıysa, vücudu kendisini Fetüsü (Bebeği) Çıkartma Refleksi denen şeye hazırlayacaktır.

Doğum yapan anneye bu aşamada son derece mahremiyet sağlanması çok önemlidir, aksi halde bebeği çıkartma refleksi gerçekleşmeyecektir.

Bu nasıl meydana gelir?

Bebeği çıkartma refleksi gerçekleşmek üzereyken anne birdenbire korku dolu hale gelir ve bunun gibi şeyler söyleyecektir: "ölmek istiyorum!" ya da "öldürün beni!"

Bu noktada anneyi güven verici sözlerle yatıştırmak ya da sakinleştirmek hata olur.

Bundan çok kısa bir süre sonra bazı çok güçlü kasılmalar olacaktır. Doğum yapan anne aniden enerji dolu olacaktır ve dik durmak isteyecektir.

Birkaç güçlü kasılmayla bebek dışarı çıkacaktır. Bebeği çıkartma refleksi, **doğumun ikinci evresi** olarak bildiğimiz, annenin bebeği aktif olarak dışarı itmesinden farklıdır.

Gerçek bebeği çıkartma refleksi gerçekleşirken annede (vajina) yırtılma olasılığı çok düşüktür ve plasentanın ayrılması sadece birkaç dakika alacaktır.

Bebeği çıkartma refleksi, eğer kadının doğumdaki temel ihtiyaçları karşılanmamışsa gerçekleşemez.

DOĞUMDAN SONRA

Anneyi uyandırmayın!

⤜♦⤛

Bebek doğduğunda, annenin çıplak tenine konmalı ve anne ile bebek **rahatsız edilmeden** en az bir saat yalnız bırakılmalı. Bunun anlamı gereksiz **karışma** yok!

Kimse konuşmamalı. **Kimse** fotoğraf çekmemeli.

Yapılması gereken tek şey anne ve bebeğin sıcak olduğundan emin olmak.

Bebek doğduğu anda anne çok büyük bir miktarda oksitosin salgılayacaktır. Bu, annenin hayatında deneyimleyebileceği en yüksek oksitosin seviyesidir. Oksitosin bebeğine aşık olmasını ve ona bağlanmasını sağlayacaktır. Ayrıca plasentanın dışarı salınmasına ve rahmin kasılarak küçülmesine yardımcı olacaktır.

Doğumdan sonraki ilk bir saat boyunca bebek yerçekiminin etkisine ve ısıdaki değişikliğe adapte olacaktır. Bu, anne ve bebeğin kendi kendilerine emzirmeye başlamaları için mükemmel bir zamandır.

Kordonun kesilmesi

Doğumdan sonra göbek bağı kordonunun kesilmesinde acele etmek için bir sebep yoktur. Kordonu doğumdan sonra en az bir saat bırakmayı deneyin.

Bunun bir zararı olmaz.

Plesenta ve bebek arasındaki kordon iki arter ve bir damar içerir. Arterler birkaç dakika içinde kapanır ama damar açık kalır, böylece bebek 40 ml'ye kadar değerli kan alabilir.

Kordonu kesmek bir ritüeldir

Binlerce yıl boyunca insanlık anne ve bebek arasındaki ilk temasa müdahale etmiştir.

Yüzyıllardır ve farklı kültürlerde, annelerin ebeden, babadan ya da rahipten izin almadan bebeklerine dokunmalarına izin verilmiyordu. Bazı kültürler kolostrumun (annenin doğum yaptıktan sonraki birkaç gün boyunca salgıladığı, oldukça besleyici ve antikorlarla dolu olan ilk 'süt') zehirli olduğunu ve bu yüzden bebeğin bulamaç/un çorbası veya başka bir hayvanın ya da başka bir kadının sütüyle beslenmesi gerektiğini söylüyorlardı. Bazı kültürler bebeğin doğumunu gürültülü bir şekilde kutlayarak anneyi 'uyandırıyorlardı'. Bazılarında annenin bebeği tutmasından önce bebeğin temizlenmesi ya da dumandan geçirilmesi gerekli görülüyordu.

Bizim modern günlük ritüelimiz anneyi kutlamak, apar topar kordonu kesmek ve plasentayı çıkarmak, yırtıkları var mı diye kontrol etmek, fotoğraf çekmek, bebeğin kilo ve boyunu ölçmek, bebeği görmeleri için diğerlerini odaya davet etmek ve anneyle doğumu ve bebeği konuşmak.

Garip bir olgu olarak, 20. yüzyılın en büyük keşiflerinden biri bebeğin doğumdan hemen sonraki anlarda annesine ihtiyaç duymasıdır.

Öyle görünüyor ki şu anda keşfetmemiz gereken ise bebeğin annesinden başka hiç kimseye ihtiyaç duymadığıdır.

GELECEK

❧

Bugün kadınların çoğunluğu kendi doğal hormonlarını kullanmadan doğum yapıyor. Doğumları müdahaleli.

Ya da tetiklenmiş.

Çoğu doğumlarını sezaryen yoluyla yapıyor.

Müdahale ile doğurmasalar bile doğumdan sonraki o kutsal ilk bir saat rahatsız ediliyor. Kadınların doğum yapma şeklini değiştiriyoruz.

Bu değişiklikleri doğum yapan kadının temel ihtiyaçlarını anlamadan yapıyoruz. Bu değişiklikleri geleceği nasıl etkileyeceğini bilmeden yapıyoruz.

BIR HIKAYE

❦

Bir ebe karanlık bir odada oturuyor. Omuzlarına dolanmış bir şalı var.

Masada bir mum titreşiyor. Ebe örgü örüyor.

Başka bir odadan bir kadının hafif inlemesini duyuyorsunuz. Ebe örgü örmeye devam ediyor. Diğer odadaki kadın tekrar sessizleşiyor.

Ebe örgü örmeye devam ediyor. Birkaç dakika sonra diğer odadan yine inleme sesini duyuyorsunuz ve ebe örgü örmeye devam ederken kendi kendine gülümsüyor.

Bir süre geçiyor ve ebe kalkıyor ve odadan çıkıyor. Mutfağa gidiyor. Su ısıtıcısının düğmesine bastığını duyuyorsunuz.

Doğum yapan kadın inlemeye ve sızlamaya devam ediyor - ağrı yoğunlaşmış gibi görünüyor.

Ebe buharı tüten bir bardak çay ve bir tabak bisküvi ile geri dönüyor. Bisküvisini çaya batırıyor ve çaydan bir yudum alıyor.

Doğum yapan kadın yan odada hafifçe inlemeye devam ediyor.

Ebe sallanan sandalyede oturuyor ve şimdi doğum yapan kadın ses çıkarmaya devam ederken kendi kendine sessizce sallanıyor.

Ebe uykuya dalıyor.

Ebe bir süre uyuyor, annenin sesleri yoğunlaşırken.

Anne çığlık atmaya başlıyor. Bu acının çok fazla olduğunu hissediyor.

Öleceğinden korkuyor.

Ebe gözlerini açıyor ve sessizce dinliyor. Yavaşça kalkıyor (kemikleri biraz çıtırdıyor) ayaklarını sürüyerek doğuran kadının sesine doğru odadan çıkıyor.

Sessizce, bir kedi gibi, ebe annenin olduğu odaya giriyor. Anne homurdanıyor ve çığlık atıyor ve bebek doğuyor.

Bebek ağlıyor.

Ebe odadan çıkıyor.

Anne bebeğine mırıldanıyor.

Ebe sandalyesine geri dönüyor, oturuyor, kendi kendine hafifçe gülümsüyor ve örgü örmeye devam ediyor.

YAZAR HAKKINDA

❦

Ruth Ehrhardt sertifikalı profesyonel ebe ve douladır.

Aslen İsviçre'de doğan Ruth Ehrhardt Güney Afrika'ya Güney Afrika doğumlu annesiyle ve küçük kız kardeşiyle birlikte sekiz yaşındayken taşındı ve o zamandan beri orada yaşıyor. Ruth'un annesi Carol, Ceres'e (Cape Town'a yaklaşık 2 buçuk saat uzaklıkta küçük bir kasaba) bir saat uzaklıkta bir protea çiçeği[2] çiftliği aldı ve kaza eseri, onu 'şifalı elleri' olduğu için çağıran çiftlik çalışanlarının bebeklerini yakalama işinin içine 'düştü'. Carol, Ruth'un ilk doğumunun ebesiydi.

Evde doğmuş dört çocuğun annesi, Ruth, ilk olarak Güney Afrika'da Irene Bourquin ile WOMBS[3] doulalık eğitimi aldı ve daha sonra Londra'da Dr. Michel Odent ve Lilliana Lammers ile Paramana doula kursuna katıldı. Ayrıca Ina May Gaskin, Pamela Hunt ve Çiflik Ebeleri ile İleri Düzeyde Ebelik eğitimi gördü.

İş arkadaşı Lana Petersen ile Güney Afrika'da evde doğum üzerine bilgi ve tavsiye arayanlar için bir web veri tabanı olan Güney Afrika Evde Doğum'u (www.homebirth.org.za) başlattı.

Birlikte, evde doğumla ilgili bilgi ve destek arayanlar için üç ayda bir Cape Town Evde Doğum Toplantılarını düzenlediler.

Halen Birthrite Midwifery'den Marianne Littlejohn ile çalışmaktadır ve Cape Town Ebelik ve Doğum Konferansı'nın (www.midwiferyandbirthconference.co.za) organizatörlerinden biridir.

---

[2] Protea çiçeği Güney Afrika'ya özgü bir tür çiçek
[3] Women Offering Mothers Birth Support – annelere doğum hizmeti sunan kadınlar
https://www.wombs.org.za/

- doğum uzmanlarının ve onların hizmet sunduğu kadınların paylaşım ve işbirliğini desteklemek için organize edilen konferans. Bu konferans Güney Afrika'da türünün ilk örneğiydi ve ses getiren bir başarıya ulaştı.

Ayrıca Helping Babies Breathe[4] yönetici ve eğitici eğitimi almıştır ve Operation Smile[5] için gönüllü olarak çalışmaktadır.

Kadınların, annelerin, bebeklerin hak savunucusudur ve bu alanlarda ileri eğitim ve destek için çeşitli projelerde yer almaktadır.

Kendi kişisel web sitesi ve blogunda düzenli olarak yazmaktadır, www.truemidwifery.com .

---

[4] Yeni doğan ölümlerini azaltmak için çalışan bir kurum
[5] Yüz deformasyonu ile doğmuş bebeklerin ameliyat olabilmesi için çalışan bir kurum

Yazardan Not

❦

Bu kitap, okuyanların çoğunluğu tarafından çok iyi kabul edilmiştir. Fikir, çok basit ve yine de gözden kaçmış bir şeyin özetini yapmaktı. Bir doğuma, anneye, bebeğine ve insanlığın geleceğine tamamen fark yaratabilecek bir şey.

Benim görevim bu küçük ama yine de güçlü mesajı mümkün olduğunca uzağa ve geniş çaplı olarak yaymak ve bu okuması ve anlaması kolay ve çoğaltması ucuz olan küçük kitabı yazarak başladım.

Bu kitabı mümkün olduğunca çok dile çevirmek istiyorum - eğer buna yardım etmeyi düşünürseniz lütfen bana bildirin.

Eğer daha fazla kopya edinmek isterseniz lütfen benimle iletişime geçin. Kitap ayrıca benim sitemden seçebileceğiniz herhangi bir fiyata pdf olarak indirilebilir www.truemidwifery.com

Teşekkürler, Ruth Ehrhardt

Suurbraak / X!airu

Güney Afrika 2013

Daha fazla bilgi için Michel Odent'in websiteleri
www.wombecology.com www.primalhealthresearch.com

Ruth Ehrhardt ile iletişime geçmek için ruth@homebirth.org.za

Ruth'un kişisel websitesi: www.truemidwifery.com

"Umarım, beş kıtada, bütün hamile kadınlar, ebeler, doulalar, doktorlar v.b.bu şaheserin içindekileri benimsemek için zaman ayırırlar: bu, bebek doğumlarının tarihinde ve buna bağlı olarak insanlığın tarihinde bir dönüm noktası olacaktır."

Michel Odent

ÇEVIRMEN NOTU

෴

Ruth'un kitabını okuduğumda doğumuma 2 ay kalmıştı. Doula arkadaşım Kyra Ottens bana doğumdan önce okunacak kitaplardan biri olarak bu kitabı getirdi. Ruth ve kitabı ile tanışmama vesile olduğu için kendisine minnettarım.

Çoğu kadının bedeninin gücünü bilmediği kendi karar verme iradesinin elinden alındığı, hastanelerin en güvenli yer olarak görüldüğü bir ortamda evde doğum yapmaya niyetlenmiştim. Konuştuğum herkesten olumsuz tepki alsam da yılmadım. İçimde bi yerde kararımın en doğru karar olduğunu biliyordum, yine de bilinmezden korkuyordum.

Bu kitabı okuduğumda çok etkilendim. Evde doğum yapma konusunda kendime güvenmemi sağladı. Yanlış bilgiler yüzünden yanlış yönlendirilen ve çoğunlukla iyi hissetmedikleri doğumlar yapmak zorunda kalan çok fazla kadın olduğunu gördüm. Ve kitabın sonunda Ruth, bu kitabı kendi dilinize çevirmek isterseniz bana yazın diyordu. Bu kitabın, Türkiye'de yayınlanırsa kadınların doğuma bakışını ve yaklaşımını değiştirebileceğini düşündüm. Şu anda doğum adına yapılan uygulamaların büyük çoğunluğu kadını, isteklerini, rahatlığını ya da fizyolojisini görmezden gelen genellikle doktor ve hastane açısından doğumun rahat geçmesini sağlayan uygulamalar. Bu kitabın Türkiye'de yaygınlaşmasının, doktor hemşire ebe ve sağlık çalışanları ile anne adaylarına ulaşmasının kadınların kendi doğumlarına sahip çıkmaları için çok önemli olduğunu düşünüyorum. Gerçekten de Ruth'un kitabında yer verdiği gibi, bir kadının doğumdaki temel ihtiyaçlarının anlaşılması ve karşılanması başta kadının kendi bedenine, bebeğine bakışını değiştirecektir ve bu da geleceği değiştirebilir.

Çeviri sürecindeki yardım ve desteği için Eda Kıvılcım Çağlayan'a, teknik terimlerdeki katkı ve düzeltmelerinden dolayı Nur Sakallı'ya çok teşekkürler.

İlay Ertetik Şubat 2019

www.ingramcontent.com/pod-product-compliance
Lightning Source LLC
Chambersburg PA
CBHW022135280326
41933CB00007B/707